AF282942

FUNDAMENTOS EN MEDICINA:

Manejo del gran quemado en Urgencias: revisión narrativa sobre el uso de soluciones con albúmina versus Ringer Lactato en la reanimación inicial

© FUNDAMENTOS EN MEDICINA: Manejo del gran quemado en Urgencias. Revisión narrativa sobre el uso de soluciones con albúmina versus Ringer Lactato en la reanimación inicial.

© Léa Lagrange; Rosa María Fernández Martínez; Marien Lisón Pérez; María Dolores Sánchez Hidalgo; Rosa Ruiz García; Celia Gil Gómez; Ana María Reche Rodríguez

ISBN papel: 978-84-685-8530-7

ISBN ebook: 978-84-685-8531-4

1ª EDICION

Septiembre 2024

Impreso en España

Editado por Asociación Murciana de Desarrollo Profesional de las Profesiones Sanitarias

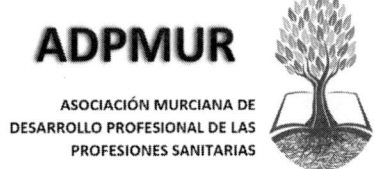

ADPMUR

ASOCIACIÓN MURCIANA DE
DESARROLLO PROFESIONAL DE LAS
PROFESIONES SANITARIAS

9 788468 585307

Los distintos autores de la colección no pretenden hacer suyos el copyright de las fuentes utilizadas. Si alguien pudiera verse afectado, con gusto se harían los cambios necesarios para solucionarlo.

Autores:

Léa Lagrange

- Graduada en Medicina por la Universidad de Murcia
- Médico especialista en Medicina Familiar y Comunitaria
- Máster en Urgencias y Emergencias de la Universidad Católica San Antonio de Murcia

Rosa María Fernández Martínez

- Graduada en Medicina por la Universidad Miguel Hernández de Elche
- Médico especialista en Medicina Familiar y Comunitaria
- Máster en Prevención de Riesgos Laborales de la Universidad Miguel Hernández de Elche

Marien Lisón Pérez

- Graduada en Medicina por la Universidad de Murcia
- Médico especialista en Medicina Familiar y Comunitaria

María Dolores Sánchez Hidalgo

- Graduada en Medicina por la Universidad Miguel Hernández de Elche
- Médico Interno Residente en Medicina Familiar y Comunitaria
- Máster en Prevención de Riesgos Laborales de la Universidad Miguel Hernández de Elche

Rosa Ruiz García

- Graduada en Medicina por la Universidad de Murcia
- Médico especialista en Medicina Familiar y Comunitaria
- Máster en Urgencias y Emergencias de la Universidad Católica San Antonio de Murcia

Celia Gil Gómez

- Graduada en Medicina por la Universidad de Murcia
- Médico especialista en Medicina Familiar y Comunitaria
- Máster en Urgencias y Emergencias de la Universidad Católica San Antonio de Murcia
- Máster en Prevención de Riesgos Laborales de la Universidad Miguel Hernández de Elche
- Máster en Medicina Clínica (intensivo) de la Universidad de Camilo José Cela de Madrid
- Máster de formación permanente en Medicina y Cirugía Estética de la Universidad Católica San Antonio de Murcia

Ana María Reche Rodríguez

- Graduada en Medicina por la Universidad de Murcia
- Médico especialista en Medicina Familiar y Comunitaria
- Máster en Urgencias y Emergencias de la Universidad Católica San Antonio de Murcia
- Máster en Prevención de Riesgos Laborales de la Universidad Miguel Hernández de Elche

"Cuando tratas una enfermedad, puedes ganar o perder. Cuando tratas a una persona, siempre ganas, sin importar el resultado".

Patch Adams

Prólogo de la colección

En Ciencias de la Salud nos encontramos con diferentes situaciones en cada momento, situaciones a las cuales hay que dar respuesta de forma rápida y efectiva, ya que como profesionales buscamos la excelencia en los cuidados que proporcionamos tanto de nuestros pacientes como a la población.

Por este motivo presentamos esta colección de FUNDAMENTOS EN MEDICINA, que desde una perspectiva práctica desarrollamos una serie de aspectos básicos y actualizaciones para el FACULTATIVO SANITARIO ESPECIALISTA.

Esta obra está coordinada, revisada y validada con **ref. 2024/1033** por un panel de expertos de la Sociedad Científica **ADPMUR, Asociación Murciana de Desarrollo Profesional de las Profesiones Sanitarias** bajo el número de inscripción 14.112/1a, entre cuyos fines está el difundir y promocionar el desarrollo profesional continuo mediante la formación continuada en las profesiones sanitarias.

En ningún momento nuestras pretensiones son sustituir los manuales existentes ni hacer propias las fuentes utilizadas, sino disponer de una guía para la mejora de nuestro desempeño en el trabajo.

Quisiera agradecer personalmente a todos los autores que han participado en la colección ya que han realizado un trabajo envidiable y los animo a continuar en esta dirección.

Presidente de ADPMUR / Coordinador de la colección

Juan A. Flores Martín

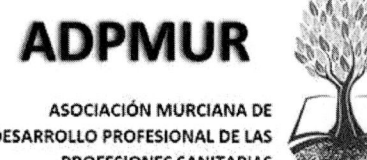

ADPMUR

ASOCIACIÓN MURCIANA DE
DESARROLLO PROFESIONAL DE LAS
PROFESIONES SANITARIAS

ÍNDICE

RESUMEN 1

ABSTRACT.. 3

INTRODUCCIÓN.. 5

   DEFINICIÓN Y CLASIFICACIÓN.. 5

   EPIDEMIOLOGÍA DE LAS QUEMADURAS 10

   FISIOPATOLOGÍA DE LA LESIÓN POR QUEMADURA 10

   MANEJO INICIAL DEL GRAN QUEMADO... 12

   REANIMACIÓN CON FLUIDOTERAPIA 14

   TIPOS DE SOLUCIONES INTRAVENOSAS... 17

METODOLOGÍA 21

      Objetivo de la Revisión 21

      Pregunta PICO 21

      Metodología de Búsqueda... 22

      Criterios de Inclusión y Exclusión 23

RESULTADOS... 25

DISCUSIÓN 32

CONCLUSIONES... 36

BIBLIOGRAFÍA.. 38

RESUMEN

El gran quemado se define como aquel paciente que presenta quemaduras severas que requieren un manejo intensivo en una Unidad de Cuidados Intensivos (UCI). Generalmente, se considera gran quemado a aquel individuo que tiene afectada más del 20 % de la superficie corporal total (SCT), excluyendo las quemaduras que son de tipo superficial, que suelen tener un pronóstico y tratamiento menos complejos.

Una de las características más críticas de estos pacientes es el aumento significativo de la permeabilidad capilar que se produce tras la quemadura. Este fenómeno se traduce en la fuga de líquidos y proteínas del espacio intravascular hacia el espacio intersticial, provocando un estado de shock hipovolémico conocido como "shock por quemadura". Este tipo de shock se debe a la pérdida rápida de fluidos que, si no se maneja adecuadamente, puede resultar en una disminución del flujo sanguíneo a los órganos vitales, lo que puede llevar a complicaciones severas e incluso la muerte.

La reanimación inicial de estos pacientes es fundamental y se debe realizar de manera rápida y agresiva en las primeras 24 horas tras la lesión. Para determinar el volumen óptimo de líquidos que se necesita administrar, se utiliza comúnmente la fórmula de Parkland. Esta fórmula sugiere que se debe administrar 4 ml de solución Ringer Lactato por cada kilogramo de peso del paciente por cada porcentaje de superficie corporal quemada (% SCQ). La estrategia es dividir este volumen en dos fases: la mitad se administra en las primeras 8 horas y la otra mitad en las siguientes 16 horas. Sin embargo, es importante señalar que esta fórmula es solo una guía inicial para la reposición de líquidos.

Es crucial que la administración de líquidos se ajuste en función de la monitorización de la diuresis, que se puede evaluar mediante el uso de un sondaje vesical. Esto permite a los médicos valorar si la respuesta del paciente a la fluidoterapia es adecuada y si la reposición es efectiva. No obstante, hay que tener cuidado, ya que esta estrategia puede sobrestimar el volumen de líquidos necesario, especialmente en pacientes con un porcentaje elevado de superficie corporal quemada. Este sobreestímulo puede llevar a lo que se conoce como "fluid creep", un fenómeno en el que hay una excesiva acumulación de líquidos que contribuye al aumento del edema generalizado y, en casos severos, puede resultar en la aparición de un síndrome compartimental.

Para mitigar este efecto, se ha propuesto la administración de soluciones coloides, como la albúmina. Estas soluciones, debido a su alto poder oncótico, podrían ayudar a reducir las necesidades totales de líquidos al mantener el volumen intravascular y minimizar la fuga hacia el espacio intersticial. Sin embargo, el uso de coloides en la resucitación inicial del gran quemado es un tema controvertido que aún requiere de grandes estudios multicéntricos para establecer protocolos claros y evidencias robustas que respalden su utilización.

Palabras clave: quemado, fluidoterapia, reanimación, albúmina, ringer lactato, coloides, cristaloides.

FUNDAMENTOS EN MEDICINA: Manejo del gran quemado en Urgencias: revisión
narrativa sobre el uso de soluciones con albúmina versus Ringer Lactato en la
reanimación inicial

ABSTRACT

The major burn patient is defined as one who presents severe burns requiring intensive management in a Critical Care Unit (CCU). Generally, a major burn patient is someone whose total body surface area (TBSA) is affected by more than 20% (excluding superficial burns), which tend to have a less complex prognosis and treatment.

One of the most critical characteristics of these patients is the significant increase in capillary permeability that occurs after a burn injury. This phenomenon results in the leakage of fluids and proteins from the intravascular space to the interstitial space, leading to a state of hypovolemic shock known as "burn shock." This type of shock arises from the rapid loss of fluids, which, if not managed properly, can result in decreased blood flow to vital organs, potentially leading to severe complications and even death.

The initial resuscitation of these patients is crucial and must be conducted quickly and aggressively during the first 24 hours following the injury. To determine the optimal volume of fluids to administer, the Parkland formula is commonly used. This formula recommends administering 4 ml of Ringer's Lactate solution per kilogram of the patient's weight for each percentage of burn surface area (% TBSA). The strategy is to divide this volume into two phases: half is administered in the first 8 hours, and the remaining half over the next 16 hours. However, it is important to note that this formula serves only as an initial guide for fluid replacement.

It is essential that fluid administration be adjusted based on the monitoring of diuresis, which can be assessed using a urinary catheter. This allows healthcare providers to evaluate whether the patient's response to fluid therapy is adequate and whether the replacement is effective. Nonetheless, caution is warranted, as this strategy may overestimate the necessary fluid volume, especially in patients with a high percentage of burned body surface area. This overestimation can lead to what is known as "fluid creep," a phenomenon in which excessive fluid accumulation contributes to generalized edema and, in severe cases, can result in the development of compartment syndrome.

To mitigate this effect, the administration of colloid solutions, such as albumin, has been proposed. These solutions, due to their high oncotic pressure, could help reduce overall fluid needs by maintaining intravascular volume and minimizing leakage into the interstitial space. However, the use of colloids in the initial resuscitation of major burn patients is a controversial topic that still requires large multicenter studies to establish clear protocols and robust evidence to support their use.

Keywords: burn, fluid therapy, resuscitation, albumin, Ringer's Lactate, colloids, crystalloids.

INTRODUCCIÓN

DEFINICIÓN Y CLASIFICACIÓN

Una quemadura es el resultado de una lesión traumática aguda, que afecta principalmente a la piel, causada por una aplicación de calor excesivo u otras exposiciones agudas (química, eléctrica, fricción, radiación).

La combinación del mecanismo, la profundidad, la extensión y la localización anatómica de la quemadura, es lo que ayuda a valorar la gravedad de la lesión.[1,3]

Según la **profundidad** de las lesiones, la clasificación tradicional en quemaduras de primer, segundo y tercer grado, ha sido reemplazada por un nuevo sistema de clasificación publicado por la American Burn Association (ABA) que refleja la necesidad de intervención quirúrgica de las lesiones (Figura 1). Cabe destacar que las quemaduras no son uniformes en su profundidad, pudiendo haber varios tipos en una misma lesión, y además se trata de un proceso dinámico que suele progresar, lo cual puede dificultar su valoración inicial y requiere una reevaluación frecuente.

- **Superficiales**: afectan solamente a la epidermis. Se caracterizan por ser eritematosas y dolorosas.

- **Espesor parcial**: se extienden hasta la dermis papilar.

  - o *Superficial*: forman ampollas en las primeras 24 horas. Son eritematosas, dolorosas, brillantes (húmedas) y blanquean con la presión. Suelen curarse entre 7 y 21 días sin cicatriz posterior.

  - o *Profunda*: se extienden hasta la dermis más profunda dañando los anejos cutáneos. Suelen formar ampollas, que se visualizan húmedas o secas con una coloración moteada desde blanco al rojo. Duelen y palidecen con la presión. Si se previene adecuadamente la infección y no requiere injertos, cicatriza a las 2-9 semanas dejando una cicatriz. Si no sana en 2-

3 semanas, se debe considerar como una quemadura de espesor completo, precisando intervención quirúrgica.

- **Espesor profundo**: se destruye toda la epidermis y la dermis, pudiendo afectar el tejido subcutáneo. No palidece con la presión y suele ser caracterizarse por una hipoestesia (hay que tener en cuenta que están rodeadas por quemaduras de espesor parcial, por lo que la presencia de dolor no debe descartar una lesión de espesor completo). Se puede apreciar una escara, que es una piel gruesa y correosa, seca y blanda. También se puede observar una piel con aspecto carbonizado con trombosis visible.

- **Cuarto grado**: se extienden a través del tejido celular subcutáneo pudiendo afectar a músculos e incluso huesos. Son potencialmente mortales.[1]

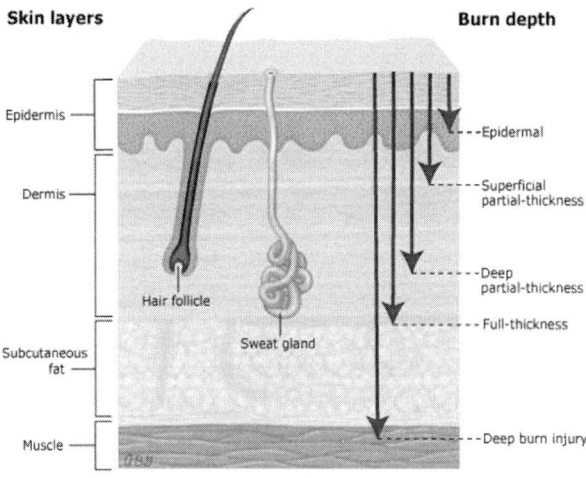

Figura 1. Esquema de la anatomía de la piel. Clasificación de las quemaduras según su profundidad

Una quemadura de espesor completo está constituida por 3 zonas de lesión tisular (figura 3):

- **Zona de coagulación**: es la región central y se caracteriza por ser la zona de máxima destrucción, donde el tejido presenta necrosis. No tiene capacidad de regeneración.
- **Zona de estasis**: es la región intermedia. Presenta células que pueden ser viables y otras que no lo son. En esa zona es de vital importancia la reanimación sistémica mediante fluidoterapia y la prevención de la vasoconstricción para evitar la necrosis. Influyen además los factores de cuidados locales de la herida en cuanto a prevenir la infección. El fracaso de la reanimación da lugar a la necrosis del tejido.
- **Zona de hiperemia**: es la región más externa, y presenta mínima lesión tisular. Se trata de una reacción inflamatoria, donde se encuentran células viables. Suele recuperarse.[2]

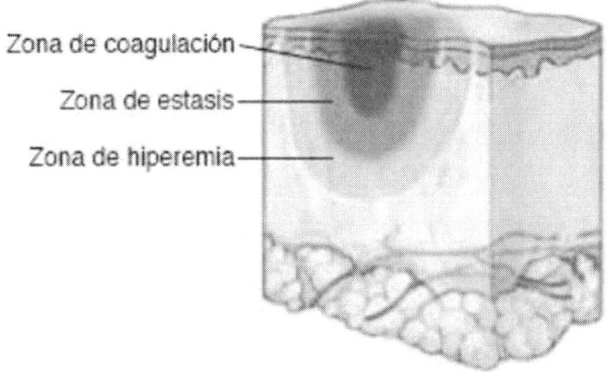

Figura 2. Figura 3. Zonas de una lesión por quemadura
https://www.cedarmada.cl/wp-content/uploads/2020/09/10-quemaduras.pdf

La **extensión** de las quemaduras se expresa como **porcentaje de superficie corporal quemada (SCQ)**, excluyendo las quemaduras superficiales. El método más ampliamente aceptado para calcular la extensión de las lesiones cuando es la **"regla de los 9"** (Figura 2). Una de sus limitaciones, es que puede infraestimar la SCQ en pacientes obesos, los cuales tienen una mayor superficie corporal.[1,2,3]

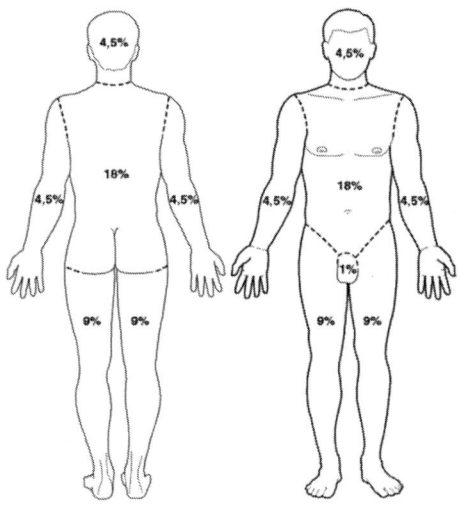

Figura 3. Regla de los 9 (Wallace)

https://www.cedarmada.cl/wp-content/uploads/2020/09/10-quemaduras.pdf

Los datos descritos previamente permiten clasificar las lesiones en leves, moderadas y graves; y determinan el tipo y lugar de tratamiento.[1]

- **Leves**: quemaduras superficiales. Se tratan de forma ambulatoria.

- **Moderadas**: aquellas que no cumplen criterios de quemadura leve ni grave. Se tratan en el hospital, pero no requieren UCI ni traslado a Unidad de Quemados.

- **Graves**: requieren un manejo en una Unidad de Quemados (UQ) (tabla 2). En esta categoría se incluye al paciente comúnmente conocido como "gran quemado", que es aquel que precisa ingresar en una Unidad de Cuidados Intensivos (UCI):

  o **>20% SCQ excluyendo las quemaduras superficiales** (en ancianos y niños, se acepta un porcentaje menor).

  o Asociadas a un trauma grave o lesión por inhalación.

  o Quemadura química agentes concretos (ácido sulfhídrico, ácido fluorhídrico, ácido acético y derivados, ácido nítrico, ácido clorhídrico).

  o Quemadura eléctrica por alto voltaje.

Quemadura espesor parcial > 10% SCQ

Quemadura espesor en completo cualquier paciente

Quemadura en cara, manos, pies, genitales o articulaciones mayores

Quemaduras eléctricas

Quemaduras químicas

Quemadura por inhalación

Lesiones con afecciones médicas previas que pueden complicar el tratamiento o prolongar la recuperación

Quemadura y traumatismo concomitante

Niños en hospital sin personal calificado para su atención

Pacientes que precisarán de intervención de rehabilitación especial, social o emocional a largo plazo

Tabla 1. Criterios de derivación a la Unidad de Quemados.[1]

EPIDEMIOLOGÍA DE LAS QUEMADURAS

En España, cada año se producen más de 6500 visitas a urgencias por quemaduras, de los cuales se registran 1300 ingresos. Los varones representan dos tercios del total, excepto en mayores de 65 años, en el cual esa cifra se invierte. Del número total de ingresos, el 4.4% fallece en el hospital.

El mecanismo lesional más frecuente en adultos es la llama, representando el 53% de los casos, con una media de edad de 49 años y una superficie corporal quemada del 16%. El grupo que comprende las edades entre 31 y 50 años es el más frecuente y se relaciona con más siniestros en el entorno laboral.[4]

FISIOPATOLOGÍA DE LA LESIÓN POR QUEMADURA

La piel es el órgano más extenso del cuerpo y tiene múltiples funciones que incluyen la protección frente al medio, la regulación de líquidos, la termorregulación, la sensibilidad y la adaptación metabólica. En un adulto, mide aproximadamente entre 1.5 y 2 metros cuadrados. Está formada por 2 capas:

- Epidermis: es la capa más superficial y la más fina.

- Dermis: se divide a su vez en dermis papilar (más superficial y bioactiva, por lo que cicatriza más rápido) y dermis reticular (más profunda).

Debajo de la piel, se encuentra la hipodermis que está compuesto por tejidos adiposo y tejido conectivo, con abundantes vasos sanguíneos.[6]

La piel está constituida por proteínas y actúa como una barrera que protege al organismo del ambiente exterior, regula la temperatura corporal y evita la pérdida de líquidos. La lesión por quemadura produce una desnaturalización de las proteínas y una pérdida directa de la integridad celular y de la pared vascular, lo que da lugar a cambios fisiopatológicos tanto a nivel local como sistémico en el organismo. Se liberan mediadores inflamatorios, como la histamina y la bradicinina, que producen un aumento de la permeabilidad vascular durante las primeras 12-24 horas, la cual es directamente proporcional a la extensión de la quemadura, ocurriendo en el gran quemado con más del 20% de SCQ. Este fenómeno impulsa una gran cantidad de líquido desde el espacio intravascular hacia el intersticio. Esta primera fase puede ser intensa y llevar a un estado de shock por quemadura, debido al edema profundo de la herida y a la consecuente hipovolemia sistémica. En respuesta a la hipovolemia, se produce, una disminución del gasto cardiaco y un aumento de las resistencias periféricas, responsables de la hipoperfusión de los órganos, que puede derivar en un fallo multiorgánico.[3,6,7]

El aumento de permeabilidad capilar aparece de forma inmediata con un pico máximo a las 8-12 horas desde la producción de la lesión. La separación entre las células endoteliales de la pared del vaso es tan intensa que conlleva la salida de albúmina y otras proteínas del plasma, desde el espacio intravascular al intersticial. En pacientes con más del 20% de SCQ, la respuesta inflamatoria local es tan intensa que da lugar a un colapso intravascular sistémico con disminución de la presión oncótica plasmática. Por tanto, la clave en la reanimación del gran quemado es la resucitación con grandes volúmenes de líquidos durante las primeras 24 horas, con el objetivo de evitar el shock por quemadura y mantener la perfusión de los órganos vitales.

La calidad de la atención al gran quemado durante las primeras horas es crucial para su supervivencia y resultados a largo plazo. Sin embargo, no se realiza en la UQ, sino que el manejo inicial se aborda en el ámbito prehospitalario y, sobre todo, en el Servicio de Urgencias.[8]

MANEJO INICIAL DEL GRAN QUEMADO

En primer lugar, el gran quemado se considera como un trauma grave, por lo que su evaluación primaria debe seguir el modelo del Soporte Vital de Trauma Avanzado (ATLS)[6]:

- X: descartar hemorragias externas exanguinantes.

- A: vía aérea y control cervical. La lesión térmica por exposición a una llama puede causar edema de la vía supraglótica, por lo que es importante su inspección exhaustiva y anticipar una intubación orotraqueal precoz. Inicialmente se debe administrar oxígeno suplementario humidificado al 100%. Hay que prestar atención a posibles lesiones cervicales y aplicar un control cervical manual continuo si se sospecha. Es importante saber que la reanimación con líquidos puede exacerbar el edema laríngeo, lo que dificulta la intubación orotraqueal. Por lo tanto, la intubación no debe demorarse si se sospecha una lesión grave por inhalación o si el paciente presenta dificultad respiratoria.

- B: ventilación. Hay que valorar la frecuencia respiratoria, así como la movilidad del tórax. Puede existir una asimetría por quemaduras circunferenciales que restringen el movimiento, en cuyo caso se debe realizar una escarotomía urgente. En caso de broncoespasmo, se pueden usar broncodilatadores, sin embargo, los corticoides están contraindicados porque aumentan del riesgo de infección bacteriana. En caso de precisar ventilación mecánica, se prefiere un volumen tidal bajo, incluso se acepta una hipercapnia permisiva, con el fin de minimizar la presión en la vía aérea y disminuir el riesgo de lesión pulmonar.

- C: circulación. Es difícil de valorar porque las quemaduras impiden visualizar el color normal de la piel. Además, se dificulta la toma de la tensión arterial así como el acceso intravenoso. En el gran quemado, la reanimación con líquidos rápida y agresiva es de crucial importancia para restablecer el volumen intravascular y, por tanto, mantener la perfusión de los órganos vitales. El retraso en el inicio de la fluidoterapia se asocia a un aumento de la mortalidad. Por ello, es fundamental canalizar mínimo un acceso periférico (intravenosos o en su defecto, intraóseo), idealmente dos catéteres de grueso calibre, preferiblemente en la piel no quemada. Es fundamental administrar analgesia potente, así como iniciar medidas de reposición de líquidos. Suele utilizarse derivados mórficos intravenosos como, por ejemplo, el fentanilo.

- D: neurológica/discapacidad. Se debe prestar atención a las pupilas y al estado neurológico del paciente, puede presentar una disminución del nivel de consciencia por inhalación de sustancias tóxicas o incluso haberse sufrido un traumatismo craneoencefálico. En este punto, es cuando se debe realizar inmovilización si precisa, habiendo aplicado previamente sábanas y apósitos limpios sobre la superficie quemada.

- E: exposición. Se debe retirar todas las joyas rápidamente por el edema creciente. También está indicado retirar la ropa, excepto si está pegada a la piel. No se recomienda el uso de antibióticos parenterales, aunque el tema es controvertido en el caso de las quemaduras de más del 40 % SCQ. Los antibióticos tópicos se suelen utilizar en quemaduras de superficiales y de espesor parcial extensas para evitar la colonización por microorganismos; mientras que las quemaduras de espesor completo con escara, requieren su desbridamiento previo. Contrariamente a lo que se podría pensar, el gran quemado pierde el calor del cuerpo a través de la piel quemada, y puede sufrir hipotermia, por lo que es fundamental mantener su temperatura corporal adecuada cubriéndolo con sábanas y en una habitación caliente.

Se debe sospechar una intoxicación por monóxido de carbono en todos los pacientes con quemaduras moderadas o graves. La pulsioximetría estándar no es fiable para su diagnóstico, porque no es capaz de diferenciar la oxihemoglobina de la carboxihemoglobina. Por tanto, se precisa de una gasometría arterial en la que se mida la carboxihemoglobina, aceptando como altos niveles superiores a 3% en no fumadores o 10-15% en fumadores. Sin embargo, los síntomas y signos sugestivos de intoxicación por monóxido de carbono son los que deben guiar el manejo terapéutico, y no la determinación de carboxihemoglobina. Inicialmente, se tratan con mascarilla con reservorio con oxígeno al 100 %.

La intoxicación por cianuro se sospecha en pacientes que han inhalado humo y presentan una disminución del nivel de consciencia, hollín en la vía aérea, acidosis metabólica o un lactato superior a 8 mmol/L. Además de las medidas de soporte descritas previamente, se debe administrar inmediatamente un antídoto intravenoso, preferiblemente, la hidroxicobalamina (Cyanokit®) con una dosis de 70 mg/kg o una dosis total de 5 g.[8,9]

En segundo lugar, se realiza una evaluación secundaria con el objetivo de explorar al paciente desde la cabeza a los pies, en busca de otras posibles lesiones.[6]

REANIMACIÓN CON FLUIDOTERAPIA

Como se ha descrito anteriormente, un porcentaje de SCQ mayor del 20% implica una pérdida grave de líquido intravascular en las primeras 24 horas, por lo que el punto clave del tratamiento del gran quemado es la reanimación con soluciones para restaurar la pérdida de volumen intravascular, así como evitar su pérdida prevista en las siguientes horas.

Ninguna fórmula aporta un método preciso para determinar el volumen de fluidos que requiere el gran quemado. Sin embargo, se consideran como un punto de partida que sirve de guía para la reposición inicial de fluidos. La más utilizada en la actualidad es la **fórmula de Parkland**, la cual estima un volumen de 4 ml/Kg/% SCQ de la solución Ringer Lactato en las primeras 24 horas, administrando la mitad del volumen total en las primeras 8 horas, y el resto en las siguientes 16 horas. Cabe destacar que los fluidos administrados antes de realizar el cálculo, debe ser restados del volumen estimado para las primeras 8 horas, porque se administraría un exceso de volumen, con las consecuencias que eso conlleva.

Una alternativa a la fórmula de Parkland, es la **fórmula de Brooke modificada**, que indica una reposición de líquidos con 2 ml/Kg/% SCQ en las primeras 24 horas. Parece que esta opción permitiría administrar menos volumen de líquidos sin aumentar el daño tisular.[8,9,10,11]

Dadas las circunstancias de la intensa permeabilidad capilar, las soluciones coloides tienen poca utilidad en las primeras horas de reposición, por lo que se prefieren las soluciones cristaloides, siendo de elección la solución **Ringer Lactato** (RL). La solución cristaloide Ringer Lactato contiene concentraciones fisiológicas de los principales electrolitos y el lactato puede reducir la acidosis hiperclorémica que suele ocurrir cuando se utilizan grandes volúmenes de soluciones de suero salino fisiológico 0.9%.

Se debe ser cauteloso con el volumen de líquidos, ya que un excesivo aporte de líquidos puede producir graves complicaciones por el efecto **"fluid creep"**, el cual se produce sobre todo en pacientes con grandes porcentajes de SCQ. Este fenómeno se asocia a un aumento de la mortalidad por síndrome del distrés respiratorio agudo, edema pulmonar y síndrome compartimental, entre otros. Se ha demostrado que el 58% de los pacientes recibían un aporte excesivo de líquidos durante la reanimación inicial. Por tanto, se recomienda insistir en el cálculo adecuado de las necesidades de líquidos, así como una monitorización estrecha de la respuesta del organismo. Hay que saber que controlar la respuesta a la fluidoterapia prima sobre el cumplimiento estricto de cualquier fórmula. Para evaluar si la respuesta a la fluidoterapia es adecuada, se debe monitorizar la diuresis por sonda vesical, y se acepta como adecuada una diuresis mayor de 0.5 ml/Kg/h.

El efecto "fluid creep" debido a la administración de un volumen mayor que el estimado mediante la fórmula de Parkland se podría evitar con la administración de coloides, especialmente, la albúmina, como "rescate". En el momento actual, podría recomendarse en los siguientes casos:[10]

- Añadir bolos de rescate a la fórmula de Parkland después de las primeras 24 horas al finalizar la resucitación con Ringer Lactato.

- Iniciar su administración pasadas las 12 primeras horas, cuando el requerimiento estimado de líquidos excede el 120% de lo estimado con la fórmula de Parkland.

- Utilizar albúmina 5% en pacientes cuyos requisitos de reanimación con líquidos en 24 horas se estima que será mayor de 6 ml/Kg/%SCQ.

Se sabe que la albúmina es la proteína más abundante del plasma (50% de las proteínas totales) y es la que ejerce el 80% de su presión oncótica, encargada de mantener el volumen intravascular. A pesar de haber sido estudiada en el pasado, el uso de la albúmina en la fase de reanimación inicial no está clara. Se cree que podría ser beneficiosa para disminuir el volumen total de líquidos gracias a su gran capacidad oncótica, sin embargo, debido a la enorme permeabilidad vascular que existe en el gran quemado, podría no tener el efecto deseado e incluso ser perjudicial. La calidad de la evidencia actual es limitada y se precisan estudios más potentes para poder determinar recomendaciones claras sobre su uso.[7,8,9,10]

A pesar de los estudios realizados en las últimas décadas, el uso de soluciones coloides o salinos hipertónicos durante la reanimación inicial es controvertido. No se han observado diferencias en cuanto a mortalidad comparando dichas soluciones con Ringer Lactato. Otras soluciones como el uso de plasma fresco congelado, se han descartado, entre otras causas, por su elevado coste económico. Algunos estudios han comparado el uso de las soluciones coloides o incluso de salinos hipertónicos, en comparación con el uso del Ringer Lacto, sin poder llegar a conclusiones claras debido a la escasa y pobre evidencia actual.

Sigue abierto el debate para determinar el aporte óptimo de fluidos durante la reanimación inicial del gran quemado, que evite la hipoperfusión, así como el exceso de volumen que aumenta el edema con el riesgo de síndrome compartimental. Siendo la piedra angular del tratamiento por ser determinante en la mortalidad y complicaciones a largo plazo, la estrategia de reposición de líquidos durante las primeras 24 horas merece la pena ser estudiada con mayor profundidad. [12,13,14]

TIPOS DE SOLUCIONES INTRAVENOSAS

Los líquidos más utilizados para la resucitación del paciente crítico son los cristaloides y los coloides.[15]

Los **cristaloides** son soluciones que contienen sal, agua y minerales. Contienen moléculas pequeñas, que tienen un efecto expansor de volumen. Son baratos y fáciles de utilizar, con pocos efectos adversos. Sin embargo, se mueve rápidamente desde el espacio intravascular al extravascular, por lo que puede aumentar el edema.

Los **coloides** son suspendidos en soluciones cristaloides. Están formados por macromoléculas que difícilmente cruzan la pared vascular por lo que permanecen más tiempo en el espacio intravascular, aportando un efecto expansor de volumen más rápido, además de corregir la presión oncótica plasmática. No obstante, son más caros y pueden tener efectos adversos como reacciones alérgicas, coagulopatías e insuficiencia renal. Existen diferentes tipos de coloides, se clasifican en dos grupos:

- Naturales: la albúmina y el plasma fresco congelado.
- Artificiales: dextranos, almidones y gelatinas.

	Hipertónicos	Salino hipertónico (3%, 7.5%)
CRISTALOIDES	Isotónicos	Suero Salino Fisiológico 0.9% Ringer Lactato
COLOIDES	Naturales	Albúmina (5%, 25%): mayor poder oncótico Plasma fresco congelado (PFC)
	Artificiales	Dextranos Hidroxietilalmidones (HEA) Gelatina

Tabla 2. Soluciones disponibles para fluidoterapia

Solución	Sodio	Cloro	Lactato	Tonicidad con plasma	Osmolaridad
Salina 0.9%	154	154	0	Isotónico	308
Salina 3%	513	513	0	Hipertónico	1026
Salina 7.5%	1283	1283	0	Hipertónico	2567
Ringer Lactato	130	109	28	Isotónico	273

Tabla 3. Composición (mEq/L) de las soluciones cristaloides

(Manual 12 de Octubre 8ª ed)

	CRISTALOIDES	COLOIDES			
		Albúmina	Dextrano	HEA	Gelatinas
Poder oncótico	-	+++	+	+++	+
Duración efectiva	+	+++	+	+++	+
Anafilaxia	-	+	+++	+	+++

19

Coagulo-patía	-	-	+++	+/-	-
Edema pulmonar	++	+	+	+	+
Fracaso renal	-	-	+	+/-	+
Precio	-	++	+	++	+

Tabla 4. Características de las soluciones cristaloides y coloides

(Manual 12 de Octubre 8ª ed)

METODOLOGÍA

Con este trabajo, se pretende llevar a cabo una revisión narrativa sobre el tipo de fluidoterapia utilizada en el manejo inicial de la reanimación del paciente gran quemado en el Servicio de Urgencias. Las quemaduras severas representan una de las lesiones más devastadoras y complejas en la práctica clínica, dado que pueden comprometer múltiples sistemas del organismo. Por lo tanto, la reanimación adecuada de estos pacientes se convierte en una prioridad, ya que un manejo deficiente puede resultar en complicaciones graves, incluida la falla orgánica múltiple, el síndrome compartimental y, en casos extremos, la muerte.

Objetivo de la Revisión

El objetivo principal de esta revisión es determinar cuál es el tipo de fluidoterapia más indicado durante las primeras 24 horas tras la lesión. Este período es crítico, ya que una reposición de líquidos efectiva no solo ayuda a restaurar la hemodinamia, sino que también reduce el riesgo de efectos adversos que pueden complicar aún más el estado del paciente. La correcta gestión de la fluidoterapia es esencial para minimizar las tasas de morbilidad y mortalidad asociadas con las quemaduras.

Pregunta PICO

Para estructurar el análisis y la búsqueda de literatura, se ha formulado la pregunta PICO, que es fundamental para guiar el enfoque del estudio:

¿Produce el uso de soluciones coloides con albúmina menos efectos adversos que el uso de cristaloides en relación con la reposición de líquidos en las primeras 24 horas de reanimación del paciente gran quemado?

- **Pacientes:** El enfoque está en los pacientes que son considerados grandes quemados, aquellos que presentan quemaduras que afectan al menos el 20%

de la superficie corporal total (SCT), excluyendo las quemaduras superficiales, que tienden a tener un pronóstico y un manejo menos complicado.

● **Intervención:** Se evaluará el uso de soluciones coloides que contengan albúmina para la reposición de líquidos durante las primeras 24 horas post-lesión. Las soluciones coloides son aquellas que contienen partículas grandes que permanecen en el espacio intravascular, ayudando a mantener la presión oncótica y reduciendo la fuga de fluidos hacia el espacio intersticial.

● **Comparación:** Esta intervención será comparada con el uso de soluciones cristaloides, como el Ringer Lactato, que son comúnmente utilizadas en la reanimación de pacientes quemados y son conocidas por su capacidad para proporcionar un equilibrio electrolítico.

● **Outcomes:** Se espera que el uso de soluciones coloides con albúmina se asocie a una menor incidencia de efectos adversos relacionados con la reposición de líquidos, lo que podría incluir menos casos de edema generalizado, síndrome compartimental y mejor preservación de la función renal.

Metodología de Búsqueda

Para llevar a cabo esta revisión, se realizó una búsqueda exhaustiva en línea, específicamente en la base de datos PubMed Advanced. Esta búsqueda se limitó a artículos publicados en los últimos 10 años para garantizar que la información recopilada sea actual y relevante. Se aplicaron filtros específicos para obtener metaanálisis, revisiones sistemáticas, revisiones narrativas y ensayos clínicos aleatorizados, lo que permitirá una evaluación crítica de la evidencia existente.

Se emplearon los siguientes términos MeSH (Medical Subject Headings): "Fluid Therapy", "Burn", "Colloids", "Crystalloids", "Albumin", "Serum Albumin" y "Crystalloid Solutions". Las combinaciones de búsqueda incluyeron términos como "fluid therapy AND Burn AND Albumin", "Burn AND Crystalloid", y "Burn AND Colloids". Además, para ampliar la búsqueda, se utilizaron combinaciones como "burn AND fluid resuscitation" y "burn AND resuscitation" en el campo Title/Abstract.

Criterios de Inclusión y Exclusión

Criterios de inclusión:

- **Edad:** Pacientes mayores de 12 años, ya que en este grupo etario se espera una mayor similitud en la fisiología y la respuesta a la reanimación en comparación con los adultos.

- **Superficie corporal quemada:** Pacientes con igual o más del 20% de superficie corporal quemada, excluyendo las quemaduras superficiales, que suelen tener un impacto menor en la hemodinámica.

- **Uso de albúmina:** La inclusión de estudios que utilicen albúmina como solución coloide es crucial para evaluar su eficacia y seguridad en el contexto de la reanimación.

- **Uso de Ringer Lactato:** Considerar el Ringer Lactato como solución cristaloide es importante, ya que es uno de los fluidos más comúnmente administrados en situaciones de emergencia.

- **Tiempo de administración:** La administración de fluidoterapia durante las primeras 24 horas post-lesión es fundamental, ya que es en este periodo donde se realizan las intervenciones más críticas para la estabilidad del paciente.

Criterios de exclusión:

- **Cumplimiento:** Se excluirán aquellos estudios que no cumplan con los criterios de inclusión establecidos, asegurando que solo se considere información relevante y aplicable.

- **Idioma:** Se descartarán artículos o documentos en idiomas distintos al inglés, español o francés, limitando la búsqueda a literatura accesible y comprensible para los investigadores.

En resumen, a través de esta revisión, se espera contribuir significativamente a la comprensión de las mejores prácticas en la reanimación de pacientes gran quemados, aportando evidencia que no solo ayude a optimizar la fluidoterapia, sino que también mejore los resultados clínicos en este grupo vulnerable de pacientes. La identificación de la terapia de fluidos más adecuada puede tener un impacto directo en la recuperación del paciente y en la reducción de complicaciones asociadas a la reanimación, lo que es esencial para mejorar la calidad de vida y los pronósticos a largo plazo de los sobrevivientes.

RESULTADOS

Tras realizar la búsqueda bibliográfica con los operadores boleanos y los filtros oportunos, tal y como se ha descrito en el apartado anterior, se obtuvo un total de 372 resultados. Se descartaron todos aquellos que no mencionaron al gran quemado en su título.

Posteriormente, se realizó una lectura de los resúmenes, descartando aquellos que no respondieron a la pregunta que ocupa esta revisión. Finalmente, se seleccionaron 11 artículos, dentro de los cuales: 2 metaanálisis, 2 revisiones sistemáticas, 5 revisiones narrativas y 2 ensayos clínicos.

En PubMed se realiza la siguiente búsqueda avanzada utilizando:

- ((fluid[Title/Abstract]) AND (resuscitation[Title/Abstract])) AND (burn[Title/Abstract]). Se obtienen 88 resultados, de los cuales 6 son relevantes y seleccionados.

- (burn[Title/Abstract]) AND (resuscitation[Title/Abstract]). Se obtienen 150 resultados, de los cuales se añade un artículo más de interés, a los previamente seleccionados.

- (fluid therapy[MeSH Terms]) AND (burn[MeSH Terms]). Se obtienen 79 resultados, de los cuales se selecciona una revisión narrativa de interés.

- (burn[MeSH Terms]) AND (crystalloids[MeSH Terms]). Se obtienen 12 resultados, de los cuales los artículos relevantes ya han sido seleccionados en búsquedas previas.

- (burn[MeSH Terms]) AND (colloids[MeSH Terms]). Se obtienen 35 resultados, de los cuales los artículos relevantes ya han sido seleccionados en búsquedas previas.

- ((("Burns"[Mesh]) AND "Serum Albumin"[Mesh]) AND "Crystalloid Solutions"[Mesh]) AND "Fluid Therapy"[Mesh], eliminando los filtros aplicados en búsquedas anteriores. Se obtienen 8 resultados, de los cuales son seleccionados 2 ensayos clínicos.

AUTOR Y AÑO	TIPO DE ESTUDIO	TÍTULO	RESULTADOS
Navickis et al.[16] 2016	Meta-análisis	Albumin in Burn Shock Resuscitation: A Meta-Analysis of Controlled Clinical Studies	La administración de albúmina se asoció a disminución de mortalidad y de la aparición del síndrome compartimental. Pero no comparó si la albúmina se inició en las primeras 12 horas o después
Eljaeik et al.[17] 2017	Meta-análisis y revisión sistemática	Albumin administration for fluid resuscitation in burn patients: A systematic review and metaanalysis	No apoya el uso de albúmina en las primeras 12 horas, aunque tampoco se asocia con una mayor mortalidad.

Guilabert et al.[18] 2016	Revisión narrativa	Fluid resuscitation management in patients with burns: update	Se recomienda el uso de cristaloides en comparación con los coloides durante las primeras 24 horas, debido al aumento de permeabilidad capilar.
Cartotto et al.[19] 2016	Revisión narrativa	Colloids in acute burn resuscitation	El uso de albúmina junto con RL en las primeras 12 horas no reduce la mortalidad, pero podría aumentar el riesgo de edema pulmonar, en comparación con el uso de RL. Se ha demostrado que el uso de albúmina de rescate a partir de las primeras 12 horas, disminuye la mortalidad y la aparición de síndrome

			compartimental por reducir las necesidades de volumen.
Soussi et al.[20] 2018	Revisión narrativa	Early hemodynamic management of critically ill burn patients	La administración de albúmina en las primeras 24 horas podría asociarse con mejores resultados, en comparación con los cristaloides solos. Sin embargo, el momento, la dosis y la concentración de albúmina no queda claro.

Toussaint et al.[21] 2014	Revisión narrativa	The evaluation and management of thermal injuries: 2014 update	El uso de coloides podría ser beneficioso después de las primeras 12-24 horas, debido a que previamente existe una gran permeabilidad capilar, y aumentaría el riesgo de edema pulmonar.
Comish et al.[22] 2021	Ensayo clínico	Adoption of rescue colloid during burn resuscitation decreases fluid administered and restores end-organ perfusion	La administración de albúmina 25% durante las primeras 24 horas disminuyó el volumen de líquido en comparación con RL, y mejoró la perfusión de órganos, en aquellos pacientes con quemaduras profundas y que no respondieron a cristaloides.

Park et al.[23] 2012	Ensayo clínico	Early albumin use improves mortality in difficult to resuscitate burn patients	El uso de albúmina 5% junto con RL en las primeras 24 horas redujo la mortalidad, en comparación con RL, en pacientes en los que se estimaba una necesidad de >6ml/Kg/% SCQ de líquido después de las primeras 12 horas.
Lang et al.[24] 2019	Revisión narrativa	A critical update of the assessment and acute management of patients with severe burns	Sugiere un perfil más seguro con el uso inicial de coloides en comparación con cristaloides. Sin embargo, faltan datos para determinar las mejores pautas de fluidoterapia.
Gillenwater et al.[25] 2017	Revisión narrativa	Acute fluid management of large burns pathophysiology,	Los coloides se han relacionado con efectos adversos como el edema

		monitoring and resuscitation	pulmonar, en comparación con los cristaloides, por lo que se prefiere el uso de estos últimos.
Perel et al.[26] 2013	Revisión narrativa	Colloids versus crystalloids for fluid resuscitation in critically ill patient	No hay evidencia de que la reanimación con coloides reduzca la mortalidad en comparación con los cristaloides

Tabla 5. Resultados

DISCUSIÓN

En primer lugar, cabe destacar el meta-análisis de *Navickis et al.*[16], cuyo objetivo fue determinar el efecto del uso de la albúmina 1.25-5% junto con Ringer Lactato sobre mortalidad y morbilidad, en comparación con Ringer Lactato, en la resucitación del shock del paciente gran quemado en las primeras 24 horas. Se distinguen dos grupos: un primer grupo de ensayos clínicos randomizados en los que la albúmina se usó durante las primeras 12 horas y un segundo grupo en el que se administró como rescate tras las primeras 8-12 horas en pacientes con una estimación de necesidades de fluidos > 6ml/Kg/%SCQ o mala respuesta a cristaloides. En un principio, este metaanálisis no encontró diferencias significativas en cuanto a la reducción de la mortalidad. Sin embargo, tras retirar dos estudios con alto riesgo de sesgos, la administración de albúmina en las primeras 24 horas se asoció a una reducción en la mortalidad (OR 0.34; IC 95% 0.19-0.58; p<0.001) y del síndrome compartimental (OR 0.19; IC 95% 0.07-0.50; p<0.001). No obstante, también indica una evidencia débil por la baja calidad de los estudios randomizados. El aumento transitorio de la permeabilidad vascular durante las primeras horas tras la lesión térmica podría justificar el retraso del uso de albúmina después de las primeras 8-12 horas como ejemplifican los ensayos no aleatorizados incluidos. Sin embargo, el metaanálisis no ha podido ser suficientemente potente para detectar esta diferencia, y más estudios serían necesarios para resolver esta cuestión.

El segundo estudio en el que se basa esta revisión es el metaanálisis de *Eljaiek et al.*[17] Su objetivo fue evaluar la mortalidad comparando la administración de soluciones con albúmina (1.25%-5%) además de Ringer Lactato, durante la reanimación inicial del gran quemado. Incluyó 4 ensayos clínicos randomizados con 164 pacientes que iniciaron la fluidoterapia con albúmina en las primeras 12 horas. No se encontró un beneficio en cuanto a mortalidad con las soluciones de albúmina (RR 1.6; IC 95% 0.63-4.08). Por tanto, no apoya el uso de albúmina por no haber demostrado ventajas respecto al RL, pero no se asocia a mayor mortalidad. La evidencia que apoya el uso de albúmina es escasa por el número limitado de estudios randomizados.

El estudio más reciente incluido es el ensayo clínico de *Comish et al*[22] (2021), en el que se incluyeron un total de 91 pacientes. Se administró coloide de rescate con albúmina al 25% a aquellos pacientes que no respondieron a la reanimación tradicional con RL. Se comparó el volumen total de líquidos de reanimación solo con cristaloides y con coloides de rescate y no fue significativamente diferente. La proporción media de entrada/salida de líquidos para el grupo de rescate fue mayor que para el grupo de RL (0.83 +/- 0.05 frente a 0.59 +/- 0.11; p=0.06). Por tanto, este estudio concluye que la albúmina de rescate disminuye la cantidad total de líquido administrado por porcentaje de SCQ y mejora la perfusión de órganos diana. Cabe destacar que estos beneficios ocurrieron en pacientes con quemaduras más graves (aunque no especifica el porcentaje de SCQ) y que no respondieron a la reanimación con RL.

El segundo ensayo clínico del que se dispone es el de *Park et al*[23], que compara la mortalidad y aparición de complicaciones en un grupo de pacientes que recibieron RL + albúmina 5% en las primeras 24 horas en los que se estimó una necesidad de > 6ml/Kg/%SCQ tras 12 horas de fluidoterapia, frente a otro grupo que solo recibió cristaloides. Se demostró que la asociación de albúmina en este grupo de pacientes disminuía la mortalidad, así como el tiempo de VMNI.

En su revisión narrativa, *Guilabert et al*[18] estudiaron cuál podría ser la solución más apropiada para la resucitación con fluidos en el paciente gran quemado. Recomiendan que la reanimación inicial se realice con cristaloides. Durante la reanimación inicial que tiene lugar en las primeras 24 horas, los coloides se han asociado a una necesidad menor de volumen en la reanimación inicial y una menor incidencia de síndrome compartimental. Sin embargo, se relacionan con un aumento del edema pulmonar, por lo que, en este periodo, siguen recomendando el uso de soluciones cristaloides.

Soussi et al[20], proponen, en su revisión, proporcionar una estrategia para el manejo inicial del shock por quemadura. Basándose en un metaanálisis, un ensayo clínico multicéntrico y un estudio retrospectivo, sugieren que el uso de albúmina en las primeras 24 horas podría estar relacionado con mejores resultados. Sin embargo, falta por aclarar una serie de variables, como la dosis, la concentración, el momento óptimo y el tipo de paciente que se podría beneficiar de dicha fluidoterapia.

Gillenwater et al[25] elaboraron una revisión acerca de la resucitación con líquidos en el gran quemado y sugieren un algoritmo para reestablecer la perfusión del organismo. En lo que refiere al uso de albúmina 5% como coloide, podría resultar beneficiosa en casos particulares en los que la fórmula de Parkland no tiene éxito, como son aquellos pacientes con quemaduras graves extensas.

En su revisión, *Lang et al*[24] se basa en la evidencia de que las soluciones coloides, y particularmente la albúmina 5%, son una alternativa frente a las soluciones cristaloides, porque han demostrado tener un perfil más seguro en cuanto a la reposición inicial de líquidos. Sin embargo, este estudio no deja claro un algoritmo concreto sobre cómo manejar estas soluciones.

Cartotto et al[19] (2016) defienden dos estrategias distintas para el inicio de coloides, comparando el efecto de su administración con el de cristaloides (ringer lactato). Una de ellas consiste en iniciar directamente su administración; mientras que, en la otra, se inicia más tarde y cuando el volumen estimado de cristaloide es excesivo. Centrándose en el efecto de albúmina como coloide, dos ensayos clínicos de su revisión demostraron que el uso de albúmina en las primeras 12-24 horas, permitió administrar menos volumen total, pero produjo un aumento del edema pulmonar. Por otra parte, otros estudios concluyeron que su administración después de las primeras 8-12 horas, permitía disminuir el volumen necesario, así como la mortalidad y el riesgo de síndrome compartimental. Finalmente, afirman que la albúmina tiene un efecto ahorrador de volumen tanto en su administración precoz como tardía. Sin embargo, existe controversia sobre si su administración precoz se asocia al aumento de edema pulmonar.

Toussaint et al[21] realizaron una revisión narrativa, en la cual exponen que el uso de coloides podría contribuir a disminuir las necesidades totales de volumen de líquido durante las primeras 24 horas, y permitir de esta forma, disminuir las complicaciones debidas al edema y síndrome compartimental asociado al exceso de volumen. No obstante, recomiendan su uso después de las primeras 12h, por su administración precoz podría aumentar el edema pulmonar.

Perel et al[26] realizaron una revisión, la cual está incluida en la Cochrane Library, que trata de evaluar el efecto de los coloides en comparación con los cristaloides en pacientes críticos. Seleccionaron 70 ensayos controlados randomizados incluyendo pacientes quemados, otros traumatizados y postquirúrgicos. De estos, 24 ensayos compararon el uso de albúmina o plasma fresco congelado con cristaloides, y no se encontró evidencia de reducción de mortalidad (RR 1; IC 95% 0.92-1.09). Este estudio proporciona poca relevancia respecto al objetivo fijado inicialmente, pues no establece el tiempo de reposición de líquidos ni el inicio de esta, y además incluye pacientes diferentes al gran quemado.

CONCLUSIONES

Las soluciones coloides, especialmente la albúmina, han sido objeto de estudio en el manejo de la reanimación del paciente gran quemado, y su uso ha demostrado ser eficaz para disminuir el volumen de líquido necesario para mantener una perfusión adecuada en comparación con el uso exclusivo de soluciones cristaloides. Este aspecto es crucial en el contexto del tratamiento de quemaduras severas, donde el mantenimiento de una perfusión adecuada es vital para la prevención de complicaciones como el síndrome compartimental, que puede ocurrir debido a la acumulación excesiva de líquidos en los tejidos. Este síndrome no solo afecta la circulación local, sino que también puede comprometer la función muscular y nerviosa, aumentando el riesgo de secuelas a largo plazo.

Sin embargo, el uso de soluciones coloides en las primeras 24 horas de reanimación presenta desafíos importantes. Durante este periodo crítico, los pacientes experimentan un aumento en la permeabilidad capilar pulmonar, un fenómeno que puede conducir a una mayor acumulación de edema intersticial en los pulmones. Este edema pulmonar puede resultar en un deterioro significativo de la función respiratoria, lo que agrava el estado clínico del paciente y puede dar lugar a complicaciones como el síndrome de dificultad respiratoria aguda (SDRA). Además, aunque la albúmina puede contribuir a reducir el volumen total de fluidos administrados, la evidencia sobre su capacidad para disminuir la mortalidad en estos pacientes es limitada y no concluyente.

Con el transcurso del tiempo, especialmente después de las primeras 24 horas post-lesión, el uso de soluciones coloides como la albúmina puede tener un papel más definido. Este momento puede ser adecuado para reponer los niveles de albúmina en el plasma, que frecuentemente se ven comprometidos debido al gran volumen de cristaloides administrados inicialmente. La albúmina es esencial para mantener la presión oncótica del plasma, y su deficiencia puede conducir a una serie de complicaciones hemodinámicas que agravan el estado del paciente. Por lo tanto, su uso estratégico puede ser beneficioso en la fase posterior de la reanimación.

En resumen, a la luz de la evidencia actual, se recomienda seguir utilizando soluciones cristaloides como la primera línea de tratamiento para la reposición de volumen en pacientes gran quemados. Estas soluciones son generalmente consideradas seguras y efectivas durante las fases iniciales de reanimación, facilitando la rápida restauración de la volemia y estabilizando la condición hemodinámica del paciente.

No obstante, hay una creciente discusión sobre la inclusión de coloides con albúmina como parte del manejo integral del paciente gran quemado grave, especialmente en aquellos que requieren elevados volúmenes de fluidoterapia. La combinación de coloides y cristaloides durante las primeras 24 horas podría ofrecer beneficios sinérgicos, al tiempo que se mitigan los riesgos asociados. La mayoría de los estudios recomienda iniciar el uso de coloides con albúmina una vez transcurridas las primeras 12-24 horas. Este enfoque permite evitar el periodo de mayor permeabilidad capilar pulmonar y, por ende, reduce el riesgo de edema pulmonar, un efecto adverso significativo que puede complicar la recuperación del paciente.

Dada la variabilidad y, en ocasiones, la contradicción en los resultados de los estudios recientes es evidente la necesidad de realizar investigaciones de mayor calidad y tamaño muestral. Estos estudios deberían abordar no solo la efectividad de las soluciones coloides frente a los cristaloides, sino también evaluar los distintos subgrupos de pacientes, así como la temporalidad en la administración de estas terapias. La identificación del tipo óptimo de fluidoterapia para la reposición de líquidos en el paciente gran quemado es esencial para optimizar el manejo clínico y mejorar los resultados en esta población vulnerable.

La implementación de guías clínicas basadas en evidencia robusta y revisiones sistemáticas bien fundamentadas podría contribuir significativamente a establecer protocolos estandarizados que garanticen un enfoque más seguro y efectivo en la reanimación de pacientes con quemaduras severas. En última instancia, el objetivo es no solo mejorar la supervivencia, sino también la calidad de vida a largo plazo de estos pacientes, reduciendo las secuelas y promoviendo una recuperación más integral.

BIBLIOGRAFÍA

1. Phillip L Rice, Jr MD, Dennis P Orgill. Assessment and classification of burn injury. En: UpToDate, Marc G Jeschke (ed). Citado 24 de mayo 2022. Disponible en: https://www.uptodate.com/contents/assessment-and-classification-of-burn-injury?search=burn%20injury&source=search_result&selectedTitle=2~150&usage_type=default&display_rank=2

2. Amanda P Bettancourt, Gerarda M Bozinko, Phillip H Chang et al. Initial Assessment and Management. En: Tam N Pham (editor). Advanced Burn Life Support Provider Manual. Chicago: American Burn Association; 2018. p. 7-22

3. Kim H, Shin S, Han D. Review of History of Basic Principles of Burn Wound Management. Medicina [Internet]. 2022 Mar 7; 58 (3): 400. Disponible en: https://doi.org/10.3390/medicina58030400

4. Monclús Fuertes E, Martínez Méndez JR. Informe de lesionados por quemaduras en España (2011-2017). En: Monclús González J (coordinador). Madrid: Fundación MAPRE; 2020. p. 7-20.

5. Amanda P Bettancourt, Gerarda M Bozinko, Phillip H Chang et al. Shock and Fluid Resuscitation. En: Tam N Pham (editor). Advanced Burn Life Support Provider Manual. Chicago: American Burn Association; 2018. p. 31-38.

6. Williams BH, Komak S. Lesiones por quemaduras. Soporte Vital de Trauma Prehospitalario. 9ª ed. Burlington: Intersistemas; 2020. p. 420-444.

7. Chipp E, Depetris N, Kozarski CJ et al. Best Practice Guidelines for Burn Practitioners. European Practice Guidelines for Burn Care. En: Pitterman Anna (presidente). Barcelona; European Burns Association; 2017. p 115-144.

8. Rice PL, Orgill DP. Emergency care of moderate and severe thermal burns in adults. Uptodate [Internet]. Citado el 24 abril 2022. Disponible en: https://www.uptodate.com/contents/emergency-care-of-moderate-and-severe-thermal-burns-in-adults?search=burn%20injury&source=search_result&selectedTitle=8~150&usage_type=default&display_rank=8

9. Gauglitz GG, Williams FN. Overview of the management of the severely burned patient. Uptodate [Internet]. Citado el 24 abril 2022. Disponible en: https://www.uptodate.com/contents/overview-of-the-management-of-the-severely-burned-patient?search=burn%20injury&topicRef=819&source=see_link

10. Phelan HA, Bernal E. Treatment of Deep burns. Uptodate [Internet]. Citado el 24 abril 2022. Disponible en: https://www.uptodate.com/contents/treatment-of-deep-burns?sectionName=Ongoing%20fluid%20therapy&search=major%20burn%20injury&topicRef=16320&anchor=H3519711718&source=see_link#H3519711718

11. Boehm D, Menke H. A History of Fluid Management-From "One Size Fits All" to an Individualized Fluid Therapy in Burn Resuscitation. Medicina (Kaunas). 2021 Feb 23;57(2):187. doi: 10.3390/medicina57020187. PMID: 33672128; PMCID: PMC7926800.

12. Chaussard M, Dépret F, Saint-Aubin O, Benyamina M, Coutrot M, Jully M, Oueslati H, Fratani A, Cupaciu A, Poniard A, Asehnoune K, Dimby SF, Mebazaa A, Houze P, Legrand M. Physiological response to fluid resuscitation with Ringer lactate versus Plasmalyte in critically ill burn patients. J Appl Physiol (1985). 2020 Mar 1;128(3):709-714. doi: 10.1152/japplphysiol.00859.2019. Epub 2020 Feb 6. PMID: 32027547.

13. Kao Y, Loh EW, Hsu CC, Lin HJ, Huang CC, Chou YY, Lien CC, Tam KW. Fluid Resuscitation in Patients With Severe Burns: A Meta-analysis of Randomized Controlled Trials. Acad Emerg Med. 2018 Mar;25(3):320-329. doi: 10.1111/acem.13333. Epub 2017 Nov 11. PMID: 29024269.

14. Béchir M, Puhan MA, Fasshauer M, Schuepbach RA, Stocker R, Neff TA. Early fluid resuscitation with hydroxyethyl starch 130/0.4 (6%) in severe burn injury: a randomized, controlled, double-blind clinical trial. Crit Care. 2013 Dec 23;17(6):R299. doi: 10.1186/cc13168. PMID: 24365167; PMCID: PMC4057504.

15. Lewis SR, Pritchard MW, Evans DJW, Butler AR, Alderson P, Smith AF, Roberts I. Colloids versus crystalloids for fluid resuscitation in critically ill people. *Cochrane Database of Systematic Reviews* 2018, Issue 8. Art. No.: CD000567. DOI: 10.1002/14651858.CD000567.pub7.

16. Navickis RJ, Greenhalgh DG, Wilkes MM. Albumin in Burn Shock Resuscitation: A Meta-Analysis of Controlled Clinical Studies. J Burn Care Res. 2016 May-Jun;37(3):e268-78. doi: 10.1097/BCR.0000000000000201. PMID: 25426807; PMCID: PMC4851230.

17. Eljaiek R, Heylbroeck C, Dubois MJ. Albumin administration for fluid resuscitation in burn patients: A systematic review and meta-analysis. Burns. 2017 Feb;43(1):17-24. doi: 10.1016/j.burns.2016.08.001. Epub 2016 Sep 6. PMID: 27613476.

18. Guilabert P, Usúa G, Martín N, Abarca L, Barret JP, Colomina MJ. Fluid resuscitation management in patients with burns: update. Br J Anaesth. 2016 Sep;117(3):284-96. doi: 10.1093/bja/aew266. PMID: 27543523.

19. Cartotto R, Greenhalgh D. Colloids in Acute Burn Resuscitation. Crit Care Clin. 2016 Oct;32(4):507-23. doi: 10.1016/j.ccc.2016.06.002. PMID: 27600123.

20. Soussi S, Dépret F, Benyamina M, Legrand M. Early Hemodynamic Management of Critically Ill Burn Patients. Anesthesiology. 2018 Sep;129(3):583-589. doi: 10.1097/ALN.0000000000002314. PMID: 29958240.

21. Toussaint J, Singer AJ. The evaluation and management of thermal injuries: 2014 update. Clin Exp Emerg Med. 2014 Sep 30;1(1):8-18. doi: 10.15441/ceem.14.029. PMID: 27752547; PMCID: PMC5052819.

22. Comish P, Walsh M, Castillo-Angeles M, Kuhlenschmidt K, Carlson D, Arnoldo B, Kubasiak J. Adoption of rescue colloid during burn resuscitation decreases fluid administered and restores end-organ perfusion. Burns. 2021 Dec;47(8):1844-1850. doi: 10.1016/j.burns.2021.02.005. Epub 2021 Feb 20. PMID: 33658146.

23. Park SH, Hemmila MR, Wahl WL. Early albumin use improves mortality in difficult to resuscitate burn patients. J Trauma Acute Care Surg. 2012 Nov;73(5):1294-7. doi: 10.1097/TA.0b013e31827019b1. PMID: 23117385.

24. Lang TC, Zhao R, Kim A, Wijewardena A, Vandervord J, Xue M, Jackson CJ. A Critical Update of the Assessment and Acute Management of Patients with Severe Burns. Adv Wound Care (New Rochelle). 2019 Dec 1;8(12):607-633. doi: 10.1089/wound.2019.0963. Epub 2019 Nov 6. PMID: 31827977; PMCID: PMC6904939.

25. Gillenwater J, Garner W. Acute Fluid Management of Large Burns: Pathophysiology, Monitoring, and Resuscitation. Clin Plast Surg. 2017 Jul;44(3):495-503. doi: 10.1016/j.cps.2017.02.008. Epub 2017 Apr 14. PMID: 28576238.

26. Perel P, Roberts I, Ker K. Colloids versus crystalloids for fluid resuscitation in critically ill patients. Cochrane Database Syst Rev. 2013 Feb 28;(2):CD000567. doi: 10.1002/14651858.CD000567.pub6. Update in: Cochrane Database Syst Rev. 2018 Aug 03;8:CD000567. PMID: 23450531.

NOTAS